医疗机构从业人员
行为规范手册

本书编委会　编

传承医学文化　阐释医德内涵
规范医疗行为　践行医家宗旨

人民卫生出版社

图书在版编目（CIP）数据

医疗机构从业人员行为规范手册/本书编委会编著.
—北京：人民卫生出版社，2012.7

ISBN 978-7-117- 16146-6

Ⅰ.①医…　Ⅱ.①本…　Ⅲ.①医药卫生人员-行为
规范-中国-手册　Ⅳ.①R192-62

中国版本图书馆 CIP 数据核字（2012）第 129834 号

门户网：www.pmph.com	出版物查询、网上书店
卫人网：www.ipmph.com	护士、医师、药师、中医
	师、卫生资格考试培训

医疗机构从业人员行为规范手册

编　　著：本书编委会
出版发行：人民卫生出版社（中继线 010-59780011）
地　　址：北京市朝阳区潘家园南里 19 号
邮　　编：100021
E - mail：pmph @ pmph.com
购书热线：010-67605754　010-65264830
　　　　　010-59787586　010-59787592
印　　刷：北京盛通印刷股份有限公司
经　　销：新华书店
开　　本：787×1092　1/32　印张：2　字数：32 千字
版　　次：2012 年 7 月第 1 版　2023 年 9 月第 1 版第 22 次印刷
标准书号：ISBN 978-7-117-16146-6/R·16147
定　　价：6.00 元

打击盗版举报电话：010-59787491　E-mail：WQ @ pmph.com
（凡属印装质量问题请与本社销售中心联系退换）

《医疗机构从业人员行为规范手册》

编 委 会

主 任

王 羽

副 主 任

李林康 杨 镜

委 员

邓海华 常继乐 赵 宁 聂春雷

秦 耕 孙 阳 冯俊钢 杨龙会

王玲玲 黄叶莉 张淑芳

编 写 人 员

李大川 陈旭光 谢启麟 洪雪丹

刘小鹏 李 磊 邓利强 李明霞

关银灿 刘志平 郭 涛

前　言

医疗卫生事业是造福于人民的事业。作为医疗卫生事业的主力军，医疗机构从业人员的职业道德素质、医疗服务水平直接关乎人民群众切身利益。近年来，各级各类医疗机构不断加强管理，广大从业人员严格自律，大力开展"服务好、质量好、医德好，群众满意"活动，塑造了行业良好形象，促进了医疗卫生事业健康发展。为进一步规范从业人员行为，提高其职业素养和服务水平，保障深化医改顺利进行，卫生部、国家食品药品监督管理局和国家中医药管理局印发了《医疗机构从业人员行为规范》（以下简称《行为规范》），对医疗机构从业人员的行为规范作了明确规定和具体要求。

为更好地学习、宣传、贯彻《行为规范》，便于广大医疗机构从业人员准确理解、掌握和遵守，卫生部组织有关司局和行业协会、学会的同志编写了《医疗机构从业人员行为规范手册》一书，采用图文并茂、形象直观的形式，对《行为规范》主要条文作了简明扼要的阐释，作为学习理解和贯彻落实《行为规范》的辅导读本，供学习参考。

由于对《行为规范》的学习理解有一个逐步深化的过程，书中难免有疏漏之处，欢迎批评指正。

本书编委会
2012 年 7 月

医疗机构从业人员行为规范

第一章

总 则

第一条　为规范医疗机构从业人员行为,根据医疗卫生有关法律法规、规章制度,结合医疗机构实际,制定本规范。

第二条　本规范适用于各级各类医疗机构内所有从业人员,包括:

(一)管理人员。指在医疗机构及其内设各部门、科室从事计划、组织、协调、控制、决策等管理工作的人员。

(二)医师。指依法取得执业医师、执业助理医师资格,经注册在医疗机构从事医疗、预防、保健等工作的人员。

(三)护士。指经执业注册取得护士执业证书,依法在医疗机构从事护理工作的人员。

(四)药学技术人员。指依法取得药学专业技术职称,在医疗机构从事药学工作的药师及技术人员。

(五)医技人员。指医疗机构内除医师、护士、药学技术人员之外从事其他技术服务的卫生专业技术人员。

(六)其他人员。指除以上五类人员外,在医疗机构从业的其他人员,主要包括物资、总务、设备、科研、教学、信息、统计、财务、基本建设、后勤等部门工作人员。

第三条　医疗机构从业人员,既要遵守本文件所列基本行为规范,又要遵守与职业相对应的分类行为规范。

第二章

医疗机构从业人员
基本行为规范

第四条 以人为本，践行宗旨。坚持救死扶伤、防病治病的宗旨，发扬大医精诚理念和人道主义精神，以患者为中心，全心全意为人民健康服务。

"天覆地载，万物悉备，莫贵于人"。以人为本是中国传统文化的核心，是党的卫生事业根本宗旨的体现。祖国传统医学"大医精诚"的文化精髓和道德内涵，西方医学"尊重生命"的人文思想和道德理念，革命战争年代锤炼而成的白求恩精神，新时期医学发展的创新理念和医务人员展现的特有精神内涵和良好风尚，都是以人为本理念的生动诠释。

以人为本既是目的，也是方法。只有以人为本、以患者为中心，才能为了人民、服务人民，满足人民健康需求；只有以人为本，救死扶伤、防病治病，才能不负使命，实现"仁心"、"仁术"的完美结合，成为人民健康的忠诚守护者。

大医精诚

——唐代著名医学家 孙思邈（581—682）

第五条　遵纪守法，依法执业。自觉遵守国家法律法规，遵守医疗卫生行业规章和纪律，严格执行所在医疗机构各项制度规定。

医疗卫生相关法律、法规、制度，既是对医疗工作秩序的规范，也是对医疗职业严肃性的维护；既是对医疗从业人员工作的要求，更是对其权益的保护。

"徒法不足以自行"。制度的生命力在于执行，广大医疗从业人员只有不断加强法律学习，逐步提升法纪意识，切实遵纪守法，严格依法执业，才能做到对工作负责、对患者生命健康负责，才能维护医疗机构和从业人员的正当权益和良好声誉。

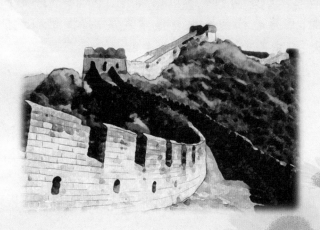

第六条　尊重患者，关爱生命。遵守医学伦理道德，尊重患者的知情同意权和隐私权，为患者保守医疗秘密和健康隐私，维护患者合法权益；尊重患者被救治的权利，不因种族、宗教、地域、贫富、地位、残疾、疾病等歧视患者。

健康所系，性命相托。尊重生命是医德最重要的思想基础和最突出的人文特征。作为医疗从业人员，应敬畏生命、尊重生命、关爱生命，充分保障患者合法权益；应对所有的人予以同样的关爱和尊重，"普同一等，同仁博爱"。

尊重患者、关爱生命是古今中外医家始终坚守的光荣而崇高的职业道德标准，不因时代不同而改变，且随着社会进步与医学发展，必将愈加发扬光大，且中西大同，闪烁人性光辉。

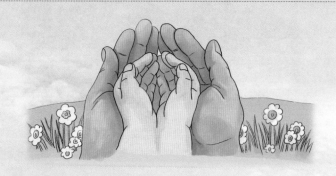

第七条 优质服务,医患和谐。言语文明,举止端庄,认真践行医疗服务承诺,加强与患者的交流和沟通,积极带头控烟,自觉维护行业形象。

"医以活人为心,视人之病,犹己之病"。医疗从业人员既需要精湛的专业技术,更需要良好的服务意识和技巧。

医疗从业人员应把以患者为中心的理念贯穿于医疗工作的每一环节、每一细节,着装整洁、准时到岗,言语文明、规范服务;应以饱满的工作热情、良好的沟通技能及时主动服务患者,让患者在就诊过程中,遇问有人答,遇事有人管,以优质医疗服务促进医患关系和谐,树立个人、单位和行业的良好形象。

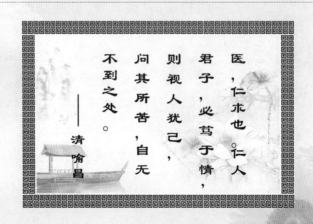

医,仁术也。仁人君子,必笃于情,则视人犹己,问其所苦,自无不到之处。

——清 喻昌

第八条　廉洁自律,恪守医德。弘扬高尚医德,严格自律,不索取和非法收受患者财物,不利用执业之便谋取不正当利益;不收受医疗器械、药品、试剂等生产、经营企业或人员以各种名义、形式给予的回扣、提成,不参加其安排、组织或支付费用的营业性娱乐活动;不骗取、套取基本医疗保障资金或为他人骗取、套取提供便利;不违规参与医疗广告宣传和药品医疗器械促销,不倒卖号源。

"德不近佛者不可为医!"德业双修、德术并重始终是中外历代医家在长期医学实践中遵循的行医准则,也是医家为社会所尊崇的重要原因。

医疗从业人员只有廉洁自律、恪守医德,始终以德行医,以诚处事,时时处处严格要求自己,心术正、行为正、作风正,堂堂正正做人,清清白白行医,不以权谋私,不以职谋私,全心全意为患者服务,才能实现自身价值,赢得人民群众和社会的尊重。

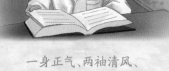

一身正气、两袖清风、
三餐温饱、四大皆空

——人民医学家　裘法祖(1914—2008)

第九条　严谨求实,精益求精。热爱学习,钻研业务,努力提高专业素养,诚实守信,抵制学术不端行为。

"医乃至精至微之事"。严谨求实、精益求精,是医疗卫生职业的内在要求。特别是随着时代进步和社会发展,人民群众对医疗服务的范围和质量都提出了更高要求。

医疗从业人员应谨慎执业、诚信行事,尊重科学、遵循规律,钻研技术、精益求精,克服功利思想、防范浮躁心态,反对不良学术风气,抵制不端学术行为,营造良好学术氛围。

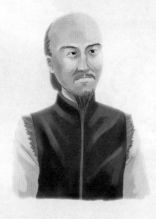

医,小道也,精义也,重任也,贱工也。古者大人之学,将以治天下国家,使无一夫不被其泽,甚者天地位而万物育也,斯学者之极功也。

——清代医学家　徐大椿(1693—1771)

第十条　爱岗敬业,团结协作。忠诚职业,尽职尽责,正确处理同行同事间关系,互相尊重,互相配合,和谐共事。

医疗行业的每一个岗位都与人的生命健康息息相关,使命神圣而崇高。视职业为生命,爱岗敬业、忠诚职业是每一位医疗从业人员应具备的一种品质,更是每一位医疗从业人员应遵守的基本职业操守。

现代医学,特别是临床诊治工作是多学科融合与应用的整体。医疗从业人员只有在同一任务目标下,同心协力、取长补短、互相尊重、相互配合,才能达到良好的治疗效果,实现以人为本的服务理念。

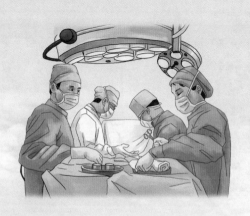

第十一条　乐于奉献，热心公益。积极参加上级安排的指令性医疗任务和社会公益性的扶贫、义诊、助残、支农、援外等活动，主动开展公众健康教育。

"人命之重，有贵千金，一方济之，德逾于此"。奉献对医疗从业人员而言，就是把本职当成事业来热爱和完成，努力做好每件事、认真善待每个人。在做好常规医疗工作的同时，医疗从业人员应积极参加相关医疗任务，承担起基本的社会责任。

无论在革命战争年代还是在和平建设时期，无论是突发公共卫生事件的应急处置，还是医疗援助、健康教育，处处都有医务人员的身影，人民群众幸福安康的背后是医务人员的默默奉献。

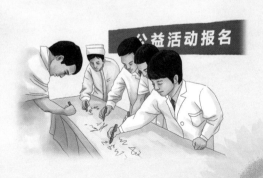

第三章

管理人员行为规范

　　其身正,不令则行;其身不正,虽令不行。医疗机构管理人员在做好本职工作的同时,也是行为的引导者、风气的引领者,应身体力行,发挥表率作用。

第十二条 牢固树立科学的发展观和正确的业绩观,加强制度建设和文化建设,与时俱进,创新进取,努力提升医疗质量、保障医疗安全、提高服务水平。

科学发展观是以人为本,全面、协调、可持续的发展观,是医疗卫生事业必须坚持的原则,也是医疗机构建设发展必须遵循的理念。

医疗机构管理人员应带头践行科学发展观,准确把握医疗卫生事业发展规律,牢固树立以职工为本的管理理念和以患者为中心的服务理念,紧跟时代步伐,不断探索创新,以制度促管理,以文化激活力,加强内涵建设,提高运行效率,促进医疗质量、安全、文化的全面协调可持续发展,努力实现患者满意、员工满意、社会满意。

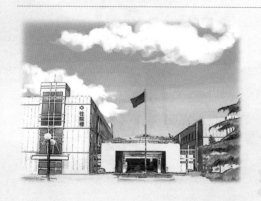

第十三条　认真履行管理职责,努力提高管理能力,依法承担管理责任,不断改进工作作风,切实服务于临床一线。

医疗机构管理人员以履行管理职责为首要任务,应立足自身岗位,不断更新管理理念,学习管理知识,提高管理能力,组织协调从业人员,合理调配医疗资源,加强计划、组织、领导、控制等各环节的管理,持续改进医疗服务质量,促进医疗机构健康科学发展。

临床一线服务能力是检验医疗机构服务质量的重要指标。医疗机构管理者,应不断改进工作作风,深入一线,服务一线,纠正利己思想,充分调动医护人员的积极性,为患者提供高水平的医疗服务。

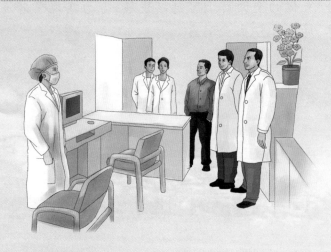

第十四条　坚持依法、科学、民主决策,正确行使权力,遵守决策程序,充分发挥职工代表大会作用,推进院务公开,自觉接受监督,尊重员工民主权利。

建立健全依法、科学、民主决策机制,提高制度建设质量和水平,既是医疗机构实施行政管理的重要内容,也是实现医疗机构健康科学发展的重要保障。

依法决策就是建立健全制度规范,完善决策机制,确保决策结果及各个环节都在法律与制度规定的范围内进行;科学决策就是尊重事物的客观规律,确立重大决策的论证制度、专家咨询制度,遵守决策程序;民主决策就是能够使各种不同意见和利益得到充分和客观的表达,重大决策都坚持集体讨论决定,防止和杜绝个人或少数人说了算,坚持院务公开,多渠道广泛听取职工意见,自觉接受监督。

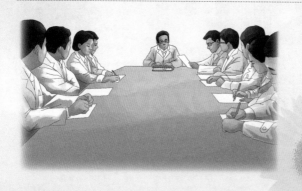

第十五条　遵循公平、公正、公开原则，严格人事招录、评审、聘任制度，不在人事工作中谋取不正当利益。

公平、公正、公开是人事工作必须遵循的基本原则。公平、公正是标准和目的，公开是前提和保障。

要实现公平、公正、公开就必须做到程序公正，平等对待，反对特权，禁止歧视，不以权谋私。只有树立正确的用人原则，建立合理的人事制度，选择科学的选拔方法，才能使得能者上、平者让、庸者下，人尽其才、才尽其用。

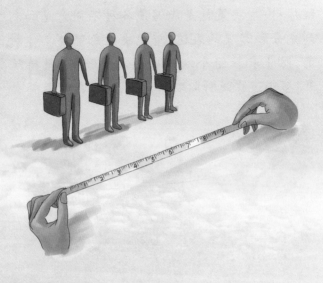

第十六条 严格落实医疗机构各项内控制度，加强财物管理，合理调配资源，遵守国家采购政策，不违反规定干预和插手药品、医疗器械采购和基本建设等工作。

建立良好的内部控制制度，是现代医院管理的重要标志，也是对医疗机构实施有效管理，保护其经济资源安全完整，协调经济行为、控制经济活动的重要管理手段。

医疗机构内控管理头绪多、任务重、责任大，涉及人、财、物众多方面，需要通过对预算、收入、支出、现金、固定资产、医疗物资、工程项目等各个工作环节进行梳理与评估，建立健全工作流程，对关键点进行把控，建立行之有效的监督机制，有效保障医疗机构财务资产安全，提升运营效率。

第十七条 加强医疗、护理质量管理，建立健全医疗风险管理机制。

质量和安全是医疗服务的核心与灵魂，是医疗机构生存和发展的基础，关系广大患者健康、千家万户幸福，是医疗机构管理的重中之重。

医疗机构管理者应牢固树立质量第一的意识，督促医疗质量核心制度的落实，逐步建立医疗质量持续改进的长效机制；应将风险管理纳入医疗质量管控体系，通过对现有和潜在医疗风险的预警、识别、评价和处理，有组织、有系统地减少医疗风险事件的发生，保障医疗安全。

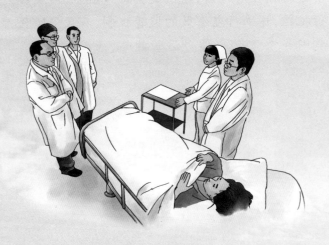

第十八条 尊重人才,鼓励公平竞争和学术创新,建立完善科学的人员考核、激励、惩戒制度,不从事或包庇学术造假等违规违纪行为。

人才是第一资源,医疗机构管理者应牢固树立人人皆可成才的观念,尊重知识、重视人才、敢为事业用人才,营造创新的环境,让各类人才脱颖而出,拥有广阔的发展空间。

选拔优秀人才的核心方法是公平竞争,学术水平是人才评价的重要组成部分,通过完善科学的人员考核、激励、惩戒制度,恪守学术道德,鼓励学术创新,杜绝学术造假,创造良好学术环境,使得优秀人才不断涌现并大有作为。

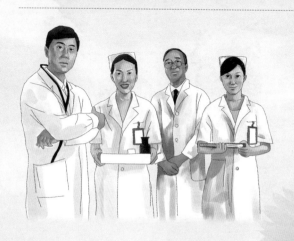

第十九条 恪尽职守,勤勉高效,严格自律,发挥表率作用。

风成于上,习化于下。管理者应争当时代先锋,以实际行动成为员工的表率。

表率之一是爱岗敬业、恪尽职守,开拓进取、勇于担当,改进作风、提升能力。

表率之二是一心为公、勤勉高效,民呼我应、恭敬谨慎,尽心竭力、完善服务。

表率之三是奉公守法、廉洁自律,依法决策、健全程序,正确用权、不谋私利。

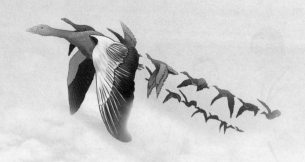

第四章

医师行为规范

　　良医处世，不矜名，不计利，应尽己技之所极，以患者获益为根本，实施救治。

　　从业于医，以天下苍生为己任，自应具备更高的道德标准。"厚德博学，止于至善"。

第二十条 遵循医学科学规律,不断更新医学理念和知识,保证医疗技术应用的科学性、合理性。

医学是自然科学、社会科学、工程技术相结合的综合学科,其发展是一个逐步科学化的过程,有自身特定的内在规律。

医师是医学的传承者、践行者和创新者。在执业过程中,医师首要遵循的原则就是尊重医学科学规律,保证医疗技术应用的科学合理,同时应不断更新医学理念和知识,积极探索新的医学规律,使之为人类健康服务。

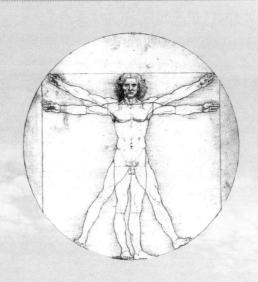

第二十一条　规范行医,严格遵循临床诊疗和技术规范,使用适宜诊疗技术和药物,因病施治,合理医疗,不隐瞒、误导或夸大病情,不过度医疗。

规范行医是提高医疗服务质量和安全的重要保障,可有效保证患者所接受的诊疗项目精细化、标准化、程序化,减少治疗过程的随意化,降低医疗风险,提高医疗资源的利用率。

规范行医,要求医师要充分认识疾病发生发展规律、疾病中人体各部分之间的相互联系及所导致的机体状态变化规律,遵循以科学证据而制定的疾病诊疗规范,在患者知情同意下,采取科学合理的医疗技术手段诊疗疾病,因病施治,合理医疗,实现患者利益最大化。

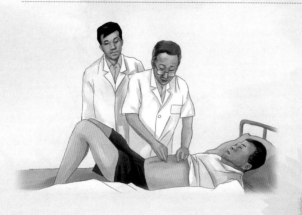

第二十二条　学习掌握人文医学知识,提高人文素质,对患者实行人文关怀,真诚、耐心地与患者沟通。

　　人文是医学的灵魂。医师在临床工作中,不但要拥有高超的医疗技能,更应具备人文意识;不仅要关注治疗疾病过程,更应关注患者体验,耐心地与患者沟通,增强患者战胜疾病的信心。

　　医患沟通是医患之间信息的传递与交流,不仅是交换意见和观点,更是传递感情的过程。医师应掌握医患沟通技能,对患者充分尊重、有效聆听,使用语言和肢体、目光和表情传递出尊重与仁爱、真诚与温情。

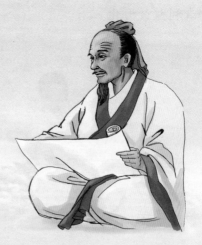

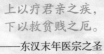

上以疗君亲之疾,
下以救贫贱之厄。
——东汉末年医宗之圣
张仲景(154—219)

第二十三条　认真执行医疗文书书写与管理制度，规范书写、妥善保存病历材料，不隐匿、伪造或违规涂改、销毁医学文书及有关资料，不违规签署医学证明文件。

医疗文书是医务人员对患者诊疗过程的书面记载，是临床活动的忠实记录，是探索医学科学规律、进行医学科学研究的基础资料。

在发生医疗纠纷时，医疗文书又是证明医疗行为是否正确的主要甚至唯一证据。规范医疗文书的书写、保管，确保医疗文书的客观、真实、准确、及时、完整，对保护医务人员的自身权益和防范、解决医患纠纷都具有重要的法律意义。

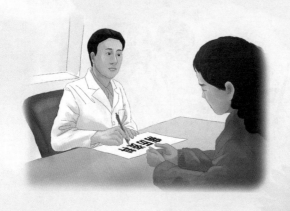

第二十四条 依法履行医疗质量安全事件、传染病疫情、药品不良反应、食源性疾病和涉嫌伤害事件或非正常死亡等法定报告职责。

当出现医疗质量安全事件、传染病疫情、药品不良反应等情况时,依法履行报告职责,既是医务人员应尽的工作职责,更是医务工作者必须承担的法律义务和社会责任。

及时准确的报告,不仅可以提供科学、有效的防治决策信息,便于指导医疗机构及相关部门妥善处置相关事件,还可以切实保障医疗安全,有效预防、控制和消除事件危害,保障公众身体健康与生命安全。

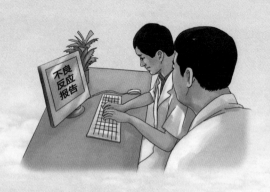

第二十五条 认真履行医师职责,积极救治,尽职尽责为患者服务,增强责任安全意识,努力防范和控制医疗责任差错事件。

自成为医师的那一刻起,为人类健康服务就成为医师的责任。每一位医师应牢记自身职责,以高度的责任心贯穿执业全过程,担负起救死扶伤、保护人民健康的神圣使命。

责任心是医师职业道德的核心。责任心保障了医疗技术的实现和对有可能发生的医疗风险的预判,责任心是要用心去发现和处理,甚至患者每一细微的病情变化。具有责任心的医师,不需强制,无需监督,责任心亦会成为医师不断进步的动力和成功的基石。

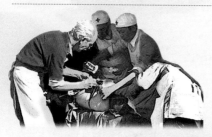

"一个医生,一个护士,一个护理员的责任是什么?只有一个责任。那责任是什么?那责任就是使我们的病人快乐,帮助他们恢复健康,恢复力量。你必须把每一个病人看作是你的兄弟,你的父亲,因为,实在说,他们比父兄还亲——他是你的同志。在一切的事情当中,要把他放在最前头。"

——国际共产主义战士　著名胸外科医师　诺尔曼·白求恩(1890—1939)

第二十六条 严格遵守医疗技术临床应用管理规范和单位内部规定的医师执业等级权限,不违规应用新的临床医疗技术。

医疗技术的创新发展,能够提高治愈疾病的能力,有效改进医疗质量。但医疗技术和所有技术一样都是双刃剑,具有两面性,科学合理使用才能提高质量、保障安全、造福人民。否则,无论是不成熟的医疗技术应用于临床,还是成熟技术的滥用、乱用,都会对患者造成伤害。

医师在工作中应坚持谨慎科学的态度,严格遵守医疗技术临床应用管理规范,不越权使用医疗技术,不违规应用新技术。

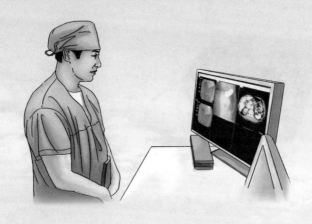

第二十七条　严格遵守药物和医疗技术临床试验有关规定,进行实验性临床医疗,应充分保障患者本人或其家属的知情同意权。

　　实验性医疗在推动医学发展的同时,也存在一定的风险性。医师参与的实验性临床医疗是医学创新技术在临床应用的最后一道关卡。

　　医师要本着对患者不伤害、有利、尊重和数据公正评价的原则,坚守医学伦理,在患方充分知情并同意下,按照已确定的临床试验方案进行临床试验,规避实验性医疗的风险,保障医学健康的发展和进步。

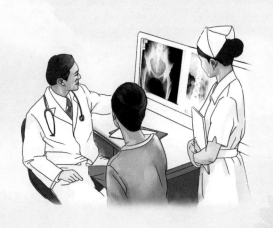

第五章

护士行为规范

护理是对患者生命的关爱、尊严的维护,是对人类自我的关怀,是人文精神的典型代表,白衣天使是对这份职业最好的注解。

第二十八条　不断更新知识，提高专业技术能力和综合素质，尊重、关心、爱护患者，保护患者的隐私，注重沟通，体现人文关怀，维护患者的健康权益。

"病人无医，将陷于无望，病人无护，将陷于无助。"护理具有照顾的本质，是医疗工作的重要组成部分，直接决定了医疗质量的高低。

随着现代医学的发展以及人们健康需求的增长和对疾病认知的变化，护理工作的内涵和外延不断扩大，其服务技术不断更新、服务范围不断拓展、知识结构不断优化。护士应加强学习，具备相关的医学和人文科学知识，掌握丰富的专业知识技能，适应护理专业的发展，不断满足人民群众对健康的需求。

余谨以至诚，于上帝及会众面前宣誓：终身纯洁，忠贞职守，尽力提高护理之标准；勿为有损之事，勿取服或故用有害之药；慎守病人家务及秘密，竭诚协助医生之诊治，务谋病者之福利。谨誓。

——近代护理学的奠基人
弗洛伦斯·南丁格尔（1820—1910）

第二十九条　严格落实各项规章制度,正确执行临床护理实践和护理技术规范,全面履行医学照顾、病情观察、协助诊疗、心理支持、健康教育和康复指导等护理职责,为患者提供安全优质的护理服务。

各项规章制度和技术规范是护理实践长期经验的科学总结,是保障护理服务质量、保证患者安全的有效措施。遵守并正确执行各项规章制度和诊疗技术规范是对护士执业的基本要求。

护士应对患者进行充分评估,以护理专业理论为指导,以法律、法规和规章、规范为依据,运用专业知识和技能,全面履行医学照顾、病情观察、协助诊疗、心理支持、健康教育和康复指导等护理职责,为患者提供安全优质的护理服务。

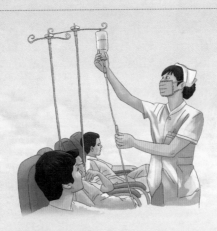

第三十条 工作严谨、慎独，对执业行为负责。发现患者病情危急，应立即通知医师；在紧急情况下为抢救垂危患者生命，应及时实施必要的紧急救护。

严谨是一种态度，它要求护理工作者时刻保持谨严、慎微的工作态度，正确实施医疗护理处置，密切观察患者病情变化和治疗反应；患者病情危急，应立即通知医师，特别紧急情况下，应立刻实施必要的紧急救护。

慎独是一种境界，它要求护理工作者在无人监督的情况下仍能保持高度的责任心和自觉性。护理工作的性质，决定护士独自完成工作机会较多。护士所进行的执行医嘱、病情观察、紧急处置等工作，往往都是在无人监督下独自完成，在很大程度上要靠道德修养和自律信念来约束，这体现了护士工作中"慎独"修养的必要性和重要性。

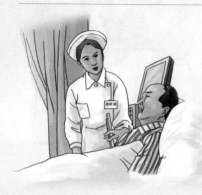

作为护士，我们一方面要解决他们身体的痛苦，更要给他们爱的力量，生活的力量。

——抗击非典英雄模范
叶欣（1956—2003）

第三十一条 严格执行医嘱,发现医嘱违反法律、法规、规章或者临床诊疗技术规范,应及时与医师沟通或按规定报告。

正确实施医嘱是护士保证患者治疗效果和医疗安全的首要工作。护士应熟知医疗护理法律法规以及各项医疗护理常规,了解各种药物的作用、剂量、不良反应、使用方法;执行医嘱时,应仔细核对、确认无误、准确执行,并观察患者的临床反应。

护士是整个医疗活动的参与者,不只是医嘱的简单执行者。当发现医嘱违反法律、法规、规章或者临床诊疗技术规范,应及时向开具医嘱的医师提出,必要时应向该医师所在科室的负责人或者医疗卫生机构负责医疗服务管理的人员报告。

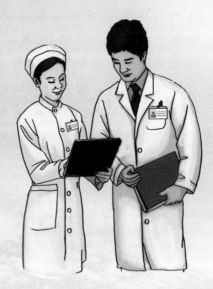

第三十二条　按照要求及时准确、完整规范书写病历,认真管理,不伪造、隐匿或违规涂改、销毁病历。

病历体现了患者疾病的发生、发展、变化,是医护人员临床实践的原始文件记录,对临床、教学、科研等方面都至关重要,是医院重要的档案资料,具有法律效力。

护士应按有关要求,客观、及时、准确、真实、完整地书写患者的病历,并认真管理,这不仅是护士的基本职责,也是有效地保护患者和医务人员合法权益的重要手段。

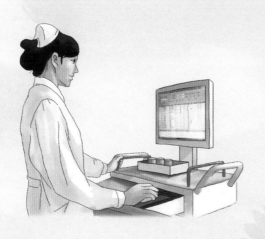

第六章

药学技术人员行为规范

药品在医疗活动中使用极为普遍,作用不可替代,管好药、用好药是药学技术人员的基本工作职责。

第三十三条 严格执行药品管理法律法规，科学指导合理用药，保障用药安全、有效、经济。

药品是防病治病、保护人民健康的特殊商品，对于药品采购、验收、保管、供应、使用等各环节的管理应严格执行药品管理法律法规。

药品的使用方法、用量、给药时间等多种因素在很大程度上决定其使用效果，药学技术人员应发挥其专业特长，指导、协助临床药物治疗工作，遵循科学规律，遵照用药指南等规范，合理用药，保障用药安全、有效、经济。

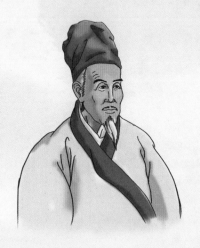

一一采视，颇得其真；
罗列诸品，反复谛视。

——明代著名中医药学家
李时珍（1518—1593）

第三十四条 认真履行处方调剂职责,坚持查对制度,按照操作规程调剂处方药品,不对处方所列药品擅自更改或代用。

处方调剂是用药过程中的重要环节,是药学技术人员按照医师处方为患者配制并注明其用法、用量的药剂调配操作过程。按照操作规程调剂处方药品,不对处方所列药品擅自更改或代用,是用药安全的基本要求。

查对制度是药学技术人员在药事活动中必须遵守的原则,可以有效地减少差错,提高医疗质量,防止医疗事故发生,确保患者安全。

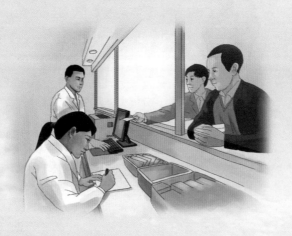

第三十五条　严格履行处方合法性和用药适宜性审核职责。对用药不适宜的处方,及时告知处方医师确认或者重新开具;对严重不合理用药或者用药错误的,可拒绝调剂。

对于药品处方合法性和用药适宜性的审核,是保障患者用药安全的重要环节。药学技术人员应运用自己的专业知识和技能,判断用药是否科学、合理,为人民群众的用药安全把好关、站好岗。

在审核过程中,应严谨认真、反复查对,对于有配伍禁忌等用药不适宜的处方,应及时告知处方医师;对严重不合理用药或用药错误的,可拒绝调剂;对于不符合医师处方权限的,应及时通知处方医师改正。

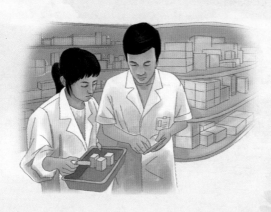

第三十六条　协同医师做好药物使用遴选和患者用药适应证、使用禁忌、不良反应、注意事项和使用方法的解释说明,详尽解答用药疑问。

　　随着药物新品种的不断涌现,药品的副作用、毒性以及长期使用的安全性日趋复杂,药学专业技术人员应发挥自己的专业才能,支持临床、服务患者。

　　药学技术人员应参与临床工作,协同医师做好药品使用遴选工作,在药物用量、药物间的相互作用、配伍禁忌、不良反应等方面提示和指导临床医师,保障科学处方、用药适宜;应用通俗的语言向患者介绍药物特性,解除患者疑虑,引导患者正确用药,使医患之间互相信任、相互配合,在医患和谐的氛围下共同战胜疾病。

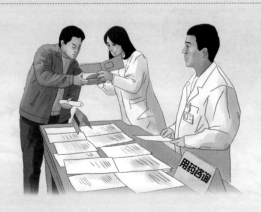

第三十七条 严格执行药品采购、验收、保管、供应等各项制度规定,不私自销售、使用非正常途径采购的药品,不违规为商业目的统方。

药品的正确合理使用关乎每一个患者的健康与生命。药学技术人员有责任选择科学、有效、安全、经济的药品,不私自销售、使用非正常途径采购的药品,严禁未经批准的、被淘汰的药品进入临床,损害患者利益。

药学技术人员应严格执行药品采购、验收、保管、供应等各项制度规定,不谋取个人私利,严禁收受商业贿赂,不违规统计医疗机构的用药数据信息,严禁以商业为目的的统方。

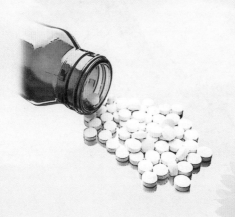

第三十八条　加强药品不良反应监测，自觉执行药品不良反应报告制度。

在用药过程中，有发生不良反应的可能，存在即时的不良反应，也存在长期药物累积产生的不良反应风险。加强药品不良反应监测，自觉执行药品不良反应报告制度，既是药学技术人员必须履行的工作职责，也是药学技术人员必须承担的法律义务。

药学技术人员应注意收集、分析、整理患者用药不良反应信息，按规定及时上报。同时，要防止药品不良反应的重复发生，保护患者的用药安全。

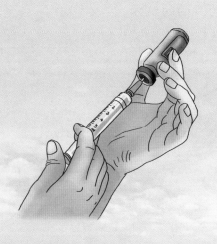

第七章

医技人员行为规范

医疗仪器设备作为先进自然科学成果的载体,推动着医学科学的发展。医技人员围绕临床,面向全院,既协同临床诊断和治疗疾病,也为医疗机构的科研和教学服务。

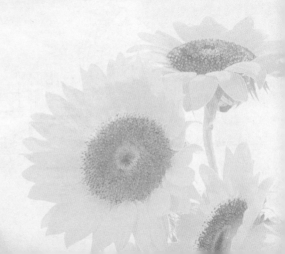

第三十九条　认真履行职责,积极配合临床诊疗,实施人文关怀,尊重患者,保护患者隐私。

医技人员技术水平的高低、工作质量的优劣、检查报告结果是否准确及时,直接影响医疗服务质量,影响医院科研和教学工作的水平。

医技人员应认真履行职责,积极配合临床诊疗,注重人文关怀和心理疏导,加强与医生和患者的有效沟通,保护患者隐私,尊重患者权益,用自己的服务让患者不因机器的冰冷而心凉,而是真正得到帮助和安慰,感受真情和温暖。

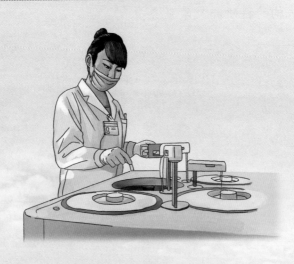

第四十条　爱护仪器设备,遵守各类操作规范,发现患者的检查项目不符合医学常规的,应及时与医师沟通。

医疗仪器、设备能否正常使用,直接关系到医疗工作能否顺利开展,数据的准确性直接关系到患者的生命安全。爱护仪器设备,按照操作规范正确使用和操作,使其正常为患者服务是医技人员的基本工作职责。

医技人员应以准确、及时、安全为原则,发现患者检查项目不符合医疗常规或有疑义的,应及时与医师沟通,保障患者的医疗安全。

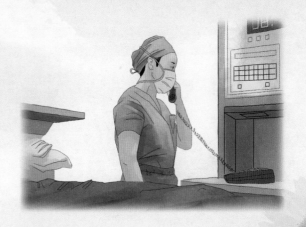

第四十一条　正确运用医学术语，及时、准确出具检查、检验报告，提高准确率，不谎报数据，不伪造报告。发现检查检验结果达到危急值时，应及时提示医师注意。

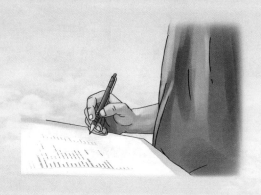

医学术语是医疗过程中的规范用语，与一般词汇的最大不同在于它的单义性，其正确运用是医疗服务准确的保证，也是严谨认真工作态度的体现。

医技人员在为患者做检查时，应减少人为干扰因素，努力提高准确率，并及时出具报告，发现危急值应立即通知临床医师，并建立记录册，做好完整记录。

医疗数据是重要的法律依据。不违法违规谎报数据、伪造报告是医疗技术人员必须遵守的道德底线、法律红线。

第四十二条　指导和帮助患者配合检查,耐心帮助患者查询结果,对接触传染性物质或放射性物质的相关人员,进行告知并给予必要的防护。

不同检查项目,检查内容和检查方式有不同的要求,需要患者做相应的配合准备工作。医技人员作为一线服务窗口,在检查时应对患者进行耐心细致的辅导和帮助,对已知的检测风险,应告知患者并给予必要的防护。

在检查过程中医技人员应始终体现人文关怀,尊重和保护患者隐私,耐心帮助患者查询结果,在患者对检查结果有疑问时,应认真复核检查结果并对结果进行科学合理的解释。

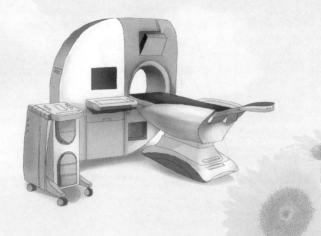

第四十三条　合理采集、使用、保护、处置标本，不违规买卖标本，谋取不正当利益。

标本是诊疗行为的必要依据，是医学科学研究的重要素材。标本包含人体隐私信息，部分标本还包含民族、人种等涉及国家战略安全的内容，必须严格保护、规范处置，不得用于其他目的。

标本采集数量需要精确，既不能过少，影响检查检验结果；也不能过多，造成浪费或影响患者健康。部分标本可能会有传染性或其他危险，需在采集、使用、处置过程中注意防护，避免危及患者及他人健康，防止造成公共卫生事件。

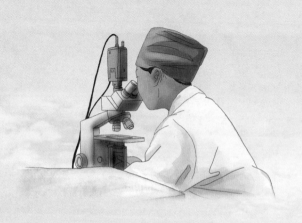

第八章

其他人员行为规范

　　随着医学科学技术的进步,医疗经历了从个体行医到整体服务的演变,现代化医疗机构的各岗位人员应围绕整体目标,各司其职,保障医疗服务的实现。

第四十四条 热爱本职工作,认真履行岗位职责,增强为临床服务的意识,保障医疗机构正常运营。

现代医疗机构由临床、科研、教学、信息、后勤等部分组成,各部分相互配合,团结协作,组成一个有机的医疗服务整体,缺一不可。

临床是直接为患者提供医疗服务的一线部门。作为医疗机构整体的一部分,每一位从业人员,都应增强为临床服务的意识,以高度的工作热忱,认真履行自己的岗位职责,保障医疗机构的正常运营。

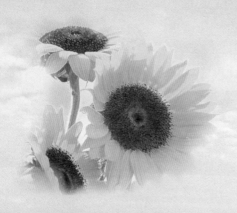

第四十五条 刻苦学习,钻研技术,熟练掌握本职业务技能,认真执行各项具体工作制度和技术操作常规。

木桶的容量由最短的木板决定,良好的医疗服务需要医疗过程中每一个医疗环节的高质量完成,需要随着医学和社会的发展不断进步。

医疗机构每一位从业者都应立足自身岗位,刻苦学习,钻研技术,熟练掌握本岗位业务技能,遵守各项工作制度和认真执行技术操作常规,高水平、高质量、高效率地完成自己的工作,精益求精,努力为患者提供满意的医疗服务。

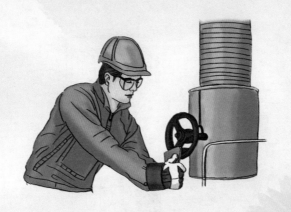

第四十六条 严格执行财务、物资、采购等管理制度,认真做好设备和物资的计划、采购、保管、报废等工作,廉洁奉公,不谋私利。

做好财务、物资、采购的管理工作是整个医疗机构管理的重要组成部分,也是医疗机构实施成本控制、提高运行效率、确保资产安全的有效保障。特别是在当前公立医院改革,普遍强调全成本核算的情况下,做好这项工作更具现实意义。

计划、采购、保管、报废是医疗机构物资和设备管理的关键环节,也是比较容易出现问题的地方,应公开透明、规范程序、严格管理,廉洁奉公、不谋私利。

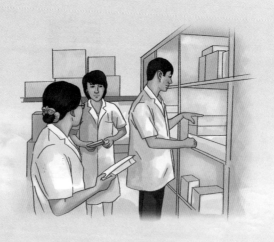

第四十七条　严格执行临床教学、科研有关管理规定,保证患者的医疗安全和合法权益,指导实习及进修人员严格遵守服务范围,不越权越级行医。

医疗机构的临床科研、教学工作离不开患者的配合,患者健康是研究的目标,患者病情是我们的老师。尊重患者是必须恪守的自身要求。

在临床科研、教学的实践过程中,要遵循医学伦理的基本原则,严格执行相关规定,设计最大程度降低患者风险的诊疗方案和流程,确保患者知情权,保护患者隐私。

带教老师应强化责任意识,依据相关管理规定,以保证医疗质量和医疗安全为前提,指导实习及进修人员开展医疗服务活动。

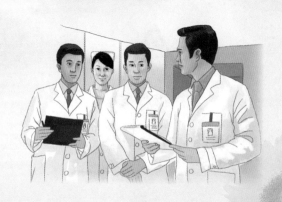

第四十八条　严格执行医疗废物处理规定,不随意丢弃、倾倒、堆放、使用、买卖医疗废物。

医疗废物也称医疗垃圾,是在诊断、治疗、研究人或动物的过程中产生的废弃物,通常具有直接或者间接感染性、毒性以及其他危害性,国家明确规定其属于危险废物,要求对医疗废物严格管理,进行集中无害化处理,涉及人员应切实履行医疗废物管理职责。

医疗卫生机构应当建立、健全医疗废物管理机制,对于医疗废物的收集、运送、贮存、处置等各个环节进行严格管理,每一位医务工作者都不得随意丢弃、倾倒、堆放、使用、买卖医疗废物。

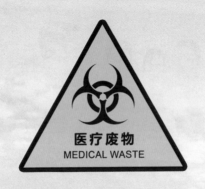

第四十九条 严格执行信息安全和医疗数据保密制度,加强医院信息系统药品、高值耗材统计功能管理,不随意泄露、买卖医学信息。

信息系统是医疗机构的神经中枢,会聚了临床诊疗、药品管理、患者病历等各类信息,涉及患者隐私、资产安全和医疗安全。从业人员应严格执行信息管理和医疗数据保密制度,按照不同权限、范围、流程严格管理,保障医疗机构安全有序运行,保护患者合法权益不被侵害。

信息系统涉及信息众多,有些统计数据信息常常被不法企业或个人利用,向医务人员实施商业贿赂。相关人员应加强药品、高值耗材统计功能管理,廉洁自律,不违规统方,不随意泄露、买卖医学信息。

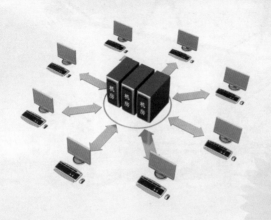

第五十条 勤俭节约,爱护公物,落实安全生产管理措施,保持医疗机构环境卫生,为患者提供安全整洁、舒适便捷、秩序良好的就医环境。

环境是医疗的重要组成部分,对患者的疾病有着特殊的辅助治疗作用。环境的良性感观,可以帮助患者消除和缓解痛苦和焦虑,调整患者的心态和情绪,有助于患者的康复与治疗。

医疗机构的从业人员应保持中华民族勤俭节约的传统美德,爱护公物,保持环境卫生,应认真落实安全生产等各项管理措施,努力为患者营造安全整洁、舒适便捷、秩序良好的医疗环境。

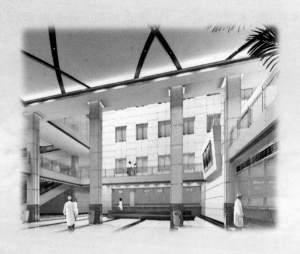

第九章

实施与监督

第五十一条　医疗机构行政领导班子负责本规范的贯彻实施。主要责任人要以身作则,模范遵守本规范,同时抓好本单位的贯彻实施。

第五十二条　医疗机构相关职能部门协助行政领导班子抓好本规范的落实,纪检监察纠风部门负责对实施情况进行监督检查。

第五十三条　各级卫生行政部门要加强对辖区内各级各类医疗机构及其从业人员贯彻执行本规范的监督检查。

第五十四条　医疗卫生有关行业组织应结合自身职责,配合卫生行政部门做好本规范的贯彻实施,加强行业自律性管理。

第五十五条　医疗机构及其从业人员实施和执行本规范的情况,应列入医疗机构校验管理和医务人员年度考核、医德考评和医师定期考核的重要内容,作为医疗机构等级评审、医务人员职称晋升、评先评优的重要依据。

第五十六条　医疗机构从业人员违反本规范的,由所在单位视情节轻重,给予批评教育、通报批评、取消当年评优评职资格或低聘、缓聘、解职待聘、解聘。其中需要追究党纪、政纪责任的,由有关纪检监察部门按照党纪政纪案件的调查处理程序办理;需要给予行政处罚的,由有关卫生行政部门依法给予相应处罚;涉嫌犯罪的,移送司法机关依法处理。

第十章

附　则

第五十七条　本规范适用于经注册在村级医疗卫生机构从业的乡村医生。

第五十八条　医疗机构内的实习人员、进修人员、签订劳动合同但尚未进行执业注册的人员和外包服务人员等,根据其在医疗机构内从事的工作性质和职业类别,参照相应人员分类执行本规范。

第五十九条　本规范由卫生部、国家食品药品监督管理局、国家中医药管理局负责解释。

第六十条　本规范自公布之日起施行。

52检